DES EAUX DE VERGÈZE

ET DE

LEUR EXPLOITATION MÉDICALE ET INDUSTRIELLE

MÉMOIRE

LU AUX ACTIONNAIRES

sous la présidence de M. BÉCHAMP

professeur à la faculté de médecine de Montpellier

dans la séance du 25 mars 1872

par M. le Docteur MIAULET.

NIMES

TYPOGRAPHIE CLAVEL-BALLIVET

12 — RUE PRADIER — 12

1876

DES EAUX DE VERGÈZE

ET DE

LEUR EXPLOITATION MÉDICALE ET INDUSTRIELLE

MÉMOIRE

LU AUX ACTIONNAIRES

sous la présidence de M. BÉCHAMP

professeur à la faculté de médecine de Montpellier

dans la séance du 25 mars 1872

par M. le Docteur MIAULET.

NIMES

TYPOGRAPHIE CLAVEL-BALLIVET

12 — RUE PRADIER — 12

1876

L'examen de la situation générale actuelle de l'établissement de Vergèze soulève naturellement trois questions de la plus haute importance ; leur solution résume tout l'avenir de cette entreprise.

1° Quelles sont les ressources réalisables que présente cette station minérale ?

2° Quelle doit être la voie la plus simple et la plus économique pour relever cette entreprise, et en assurer le développement ?

3° Enfin, quels sont les travaux restant à faire pour utiliser convenablement et compléter ceux exécutés jusqu'à ce jour, en tenant compte des faibles ressources dont peut disposer encore la société ?

Permettez-nous, Messieurs, de rappeler ici tout ce que nous avons publié dans nos précédents mémoires sur l'importance des sources de Vergèze, et la richesse de leurs eaux en acide carbonique ; et de vous exprimer notre conviction, plus forte aujourd'hui qu'à l'époque de nos premiers travaux, qu'un avenir sérieux et prochain est réservé à cette modeste entreprise.

Il importe toutefois, pour atteindre ce but, qu'une direction active et intelligente, et un aménagement sagement combiné, soient appliqués à son exploitation.

Nous avons dit que la solution des trois problèmes énoncés ci-dessus, résumait tout l'avenir de l'œuvre de la société.

Première question.

Et d'abord, quelles sont les ressources réalisables que présente cette station minérale ?

Elles sont de deux sortes :
1° Médicales ; 2° Industrielles.
La partie médicale consiste :
1° En bains minéraux ordinaires (Et ici nous ferons remarquer que ces bains doivent être administrés à la température naturelle de vos eaux carbo-gazeuses, en excluant complétement le chauffage, dépense inutile et inopportune, qui dépouille les eaux de leur acide carbonique, et leur fait perdre la presque totalité de leur valeur thérapeutique).
2° En bains, douches, injections, inhalations de gaz acide carbonique ;
3° Et à l'emploi de l'eau en boisson.
La partie industrielle présente :
1° La fabrication du bicarbonate de soude et du carbonate de plomb (la céruse).
2° La confection des limonades gazeuses, par le gaz acide carbonique naturel que produisent les sources ;
3° La vente des eaux en boisson, comme eaux de table ;
4° La fabrication des vins mousseux.
Nous indiquons cette dernière branche d'industrie, pour

en constater la possibilité, sans avoir l'intention d'y engager directement la société. Cette ressource ne nous paraît réalisable, pour le moment du moins, que comme concession de gaz à des commerçants de vins.

Deuxième question.

Quelle doit être la voie la plus simple et la plus économique pour relever cette entreprise et en assurer le développement ?

Constatons d'abord que les eaux des sources de Vergèze réunissent deux conditions essentielles qui doivent tôt ou tard couronner l'œuvre que vous poursuivez : *La quantité et la qualité du gaz acide carbonique.*

Personne ne nous contredira lorsque nous affirmerons que la quantité de gaz (qu'il est assez difficile toutefois d'exprimer par des chiffres précis), est très-considérable, et peut suffire d'ores et déjà à tous les besoins d'un établissement à la fois industriel et médical.

Quant à la qualité, nous savons que nous avons affaire à l'acide carbonique pur, dont la composition n'a jamais varié.

Les analyses que nous en avons faites avec le professeur C. Courcière, à différentes époques de l'année 1857, ont fourni la preuve de la pureté de cet acide carbonique. Celles faites dix ans plus tard, en 1867, par le chimiste distingué qui préside votre conseil, ont confirmé les résultats de nos premières expériences.

Nous avons dit que les ressources de votre entreprise se divisaient en *médicales* et en *industrielles.*

Les premières ont été jusqu'ici les seules utilisées, et elles l'ont été d'une manière incomplète.

Les secondes ont été à peu près délaissées. Or, il ne

peut y avoir de doute pour personne que , en présence des ressources limitées de la société , la question industrielle aurait dû primer la question médicale, par cette seule raison que la partie industrielle devait produire des ressources immédiates et certaines , tandis que les ressources médicales étaient forcément subordonnées à une question de temps , et à des circonstances diverses qui pouvaient retarder leur réalisation.

Cela est si vrai, Messieurs , que les établissements de Saint-Galmier et de Condilhac , qui ont eu la sage prévoyance d'exploiter, dès leur début, leurs ressources industrielles , en ont obtenu des résultats tels qu'ils ont fini par oublier la partie médicale.

Peu importe , pour le moment du moins, la question scientifique et philanthropique. La considération qui doit dominer toutes les autres est sans contredit la question financière , qui, à elle seule , peut vous permettre d'atteindre le succès de la première.

Distribuer aux actionnaires un dividende qui leur montre la possibilité du succès, et amener vers eux le capital dans le cas où il deviendrait nécessaire de faire un nouvel appel de fonds , voilà le but où doivent tendre tous les efforts.

Votre ligne de conduite se trouve donc toute tracée.

Condenser sous un réservoir d'une capacité convenable l'acide carbonique qui se perd continuellement dans l'atmosphère, l'utiliser à la fabrication de produits industriels, sans exclure ni même négliger , dans la saison favorable , la partie médicale , telle nous paraît être la voie logique que vous devez adopter.

Il est évident que, pendant une grande partie de l'année, le gaz acide carbonique ne peut guère être employé au point de vue thérapeuthique. Vous devez alors l'utiliser à la fabrication des produits industriels , ce qui n'exigera , dans tous les cas , qu'un personnel très-restreint.

Ne perdez point de vue que l'abondance du gaz dont vous disposez permet de donner à votre établissement toute l'extension que les circonstances commanderont, et que la pureté démontrée de l'acide carbonique que vous possédez donnera à vos produits industriels, comme à votre établissement thérapeutique, une supériorité incontestable, tout en maintenant dans des conditions avantageuses les frais de la fabrication.

Dans bien des sources d'Allemagne, et nous pourrions dire dans le plus grand nombre d'entre elles, l'acide carbonique qui s'exhale des eaux se trouve mélangé avec des quantités plus ou moins considérables de gaz sulfhydrique, d'azote, d'hydrogène carboné, d'air atmosphérique, qui doivent apporter des modifications dans son mode d'emploi, ainsi que dans ses effets thérapeutiques.

Considérons encore comme nouvelles garanties du succès :

1° La situation centrale de votre établissement et le voisinage de plusieurs villes importantes, telles que Montpellier, Nimes, Marseille, etc., qui favoriseront vos transactions commerciales, et le placement des produits de votre fabrication.

2° La création de la gare de Vergèze, qui facilitera vos transports, et en diminuera naturellement les frais.

3° Le rapprochement du port de Marseille pour votre approvisionnement en sel de soude, nécessaire à la fabrication du bicarbonate.

Quant au mode de fabrication de ce premier produit, nous soumettons à la haute appréciation de M. le Président la méthode simple, facile et peu coûteuse du pharmacien américain Schmitt, qui consiste à faire arriver le gaz acide carbonique *lavé* (la pureté du vôtre vous dispense de cette préparation) dans une grande fontaine de grès remplie à l'avance de cristaux de soude, d'où il ne peut sortir qu'en soulevant une colonne d'eau de 0,50 c. environ. Le carbonate neutre se sature de gaz par le contact, et, sans perdre toutefois ses formes solides et cristallines, devient complétement opaque, poreux et friable, et abandonne les 5/6 de de son eau, qui ruisselle sur les parois du vase.

Si M. le Président connaissait un procédé de fabrication plus simple encore, nous scrions tout disposé à le voir adopter.

Le carbonate de soude se vend en gare de Marseille, à 18 fr. les 100 kilogrammes.

Le bicarbonate se livre dans le commerce à raison de 50 fr. et au-dessus, selon son degré de saturation.

Le carbonate peut en effet être plus ou moins saturé d'acide carbonique, et renfermer par conséquent une quantité de gaz variable, dont l'industrie se rend nécessairement compte, puisque c'est principalement l'acide carbonique qu'elle recherche.

C'est donc par la saturation complète du carbonate, et surtout par l'emploi de l'acide carbonique pur , que vous obtiendrez un bicarbonate de soude supérieur , qui ne pourra manquer d'être recherché.

MM. Pelouze et Frémy , chimistes distingués, ont donné le moyen de reconnaître la quantité d'acide carbonique contenue dans le bicarbonate de soude, avec autant de facilité que l'on apprécie la quantité d'alcool que contient un vin.

Quant à la céruse , ou carbonate neutre de plomb , elle se fabrique en faisant passer un courant d'acide carbonique à travers une dissolution de litharge.

Pour les limonades gazeuses , il suffit de gazéifier la bouteille dans laquelle se trouve en dissolution une certaine quantité de sirop de limon.

Il me sera permis d'établir ici la différence des limonades gazeuses qui seraient fabriquées à Vergèze , avec celles fabriquées dans les appareils spéciaux que la concurrence vous opposera. Nous traiterons ensuite du prix de revient, qu'il ne faudra jamais perdre de vue.

Les limonades gazeuses ordinaires sont fabriquées au moyen d'un dégagement d'acide carbonique obtenu par divers procédes. — Nous ne mentionnerons ici que les plus usuels.

Le premier consiste dans l'emploi du bicarbonate de soude et l'acide sulfurique.

Il donne un gaz assez pur ; mais les frais qu'il occasionne à cause du prix du bicarbonate de soude, le font rejeter de la plupart des fabricants.

Le deuxième consiste à faire réagir l'acide chlorhydrique sur des morceaux de marbre ou de craie. Il est très-économique vu le prix de revient des matières employées. Mais le gaz ainsi obtenu, malgré les lavages auxquels on le soumet, communique au liquide dans lequel on l'incorpore une odeur et un goût qui répugnent aux consommateurs et les éloignent d'une boisson qui est, dans notre climat, la plus salutaire au milieu des chaleurs de l'été.

On emploie encore l'acide sulfurique en dissolution sur le carbonate de chaux pur ; nous dirons même que c'est là un des moyens les plus usités. Mais le lavage du gaz est souvent incomplet à cause des soins minutieux et incessants qu'il exige.

On peut donc déjà se faire une idée de la différence en qualité, rapidité de fabrication et prix de revient de la limonade au gaz naturel de Vergèze.

Ici, point de dégagement artificiel à produire, ni de lavage de gaz à pratiquer ; pas de crainte que ce gaz n'entraîne avec lui aucune émanation dangereuse ; certitude complète de l'excellence du produit, que ne peuvent atteindre qu'imparfaitement et à grands frais les meilleurs appareils de l'industrie privée.

Nous dirons en passant que l'intelligent directeur des eaux de Saint-Alban vend annuellement , sur la seule place de Lyon , 100,000 bouteilles de limonade fabriquée avec le gaz de ses sources qu'il a su utiliser.

Un pharmacien chimiste, qui, pendant longtemps, a travaillé à vulgariser dans le pays les eaux de Seltz factices et les limonades Gazeuses, et qui est tout disposé à mettre au service de la société ses connaissances usuelles et pratiques sur cette matière, évalue le prix de revient du sirop de limon à 0,11 c. la bouteille , ci................ 11 c.

A ce prix on obtient excellence et supériorité du produit.

Il faut y ajouter :

Le prix de la bouteille, 15 centimes , ci........ 15

La main d'œuvre pour embouteillage, bouchage, transport en gare et casse, 05 centimes , ci....... 05

Total 31 centimes, ci...... 31

Ce qui vous permet de livrer la limonade (bouteille comprise) à 40 centimes , ci.................... 40

C'est-à-dire avec un bénéfice net de 09 centimes par bouteille.

Le débitant restant libre de rendre la bouteille au prix de 0,10 centimes, reçoit donc la limonade au prix de 0,30 centimes la bouteille.

La part de bénéfice que nous laissons à la société pourrait paraître assez peu élevée. Elle est pourtant rémunératrice ; et nous ne devons pas oublier qu'il s'agit avant tout d'attirer les consommateurs, et de faciliter le placement de nos produits, sauf à examiner plus tard s'il serait opportun d'élever ce prix de quelques centimes.

La vente des eaux de Vergèze en boisson, comme eau de table, créera sans doute. pour cet établissement, une autre source de revenus également importante. Quand on pense, en effet, que parmi les sociétés rivales qui exploitent les sources de Vals, l'une d'elles, la société *Galimard*, a pu, tout en distribuant des bénéfices raisonnables à ses actionnaires, contribuer pour une large part aux embellissements qui décorent aujourd'hui ces sites champêtres, et cela avec le seul revenu de la vente des eaux en boisson (celles surtout de la source Saint-Jean), comment ne pas espérer que la vente des eaux de Vergèze ne produise à son tour d'heureux résultats ?

Aussi ne doutons-nous point qu'une direction intelligente et un aménagement sagement combiné, qui procure à ces eaux les conditions de pureté et de limpidité nécessaires à une boisson de table, ne parviennent à établir la supériorité de l'eau acidule et gazeuse de Vergèze (qui est une boisson de table dans toute l'acception du mot), et à en répandre l'usage dans notre zone méridionale.

N'oublions pas que la proximité d'une gare ouverte doit également favoriser le développement de cette branche d'industrie.

Considérons maintenant la situation au point de vue médical, et examinons les avantages thérapeutiques de cette grande quantité d'acide carbonique, qui fait la valeur et la supériorité des eaux de Vergèze.

Il serait trop long, et ce n'est pas ici le lieu, d'énumérer les maladies où l'acide carbonique en bains, douches, injections, inhalations, peut rendre des services précieux.

Il nous suffira de dire que nos voisins d'Outre-Rhin ont su dès longtemps en retirer de très-grands avantages. Or, il est peu d'établissements en France, nous pourrions dire même qu'il n'en existe pas, où l'acide carbonique pur se montre dans d'aussi vastes proportions ; et comme nous le disions dans notre dernier mémoire, l'Allemagne seule vous offre l'exemple de semblables quantités.

Nous étions donc fondé à écrire, en 1867, que si nos relations venaient un jour à se refroidir ou à se rompre avec les pays d'Outre-Rhin, où nos malades avaient l'habitude d'aller chercher le soulagement de certaines affections, Vergèze pourrait, dans bien des cas, suppléer à leurs établissements.

Il y a lieu d'espérer que la pratique, qui a sanctionné depuis longtemps déjà, et par de nombreux exemples, l'efficacité de l'acide carbonique contre un grand nombre d'affections redoutables, et notamment dans celles de l'utérus et de ses annexes, s'édifiera de plus en plus sur la puissance thérapeutique des eaux de Vergèze.

L'aménagement plus conforme aux besoins et aux progrès de la science médicale, dont vous allez compléter l'installation, ne peut manquer d'attirer l'attention du corps médical, qui sera heureux de trouver aux portes d'une faculté des moyens de guérison et de soulagement à des maladies cruelles, et malheureusement fort répandues, contre lesquelles la thérapeutique médicale et chirurgicale est souvent impuissante.

Sous cette nouvelle impulsion, votre établissement prendra enfin son essor et sortira de l'ornière où il végète depuis trop longtemps.

La situation particulière de cette station minérale, sa proximité de la Méditerranée, la douceur de son climat, la bonne direction qui sera imprimée à son hôtel, et enfin les facilités de communication que présente le chemin de fer, ne peuvent manquer d'y attirer les malades pendant une grande partie de l'année.

La saison d'hiver, elle-même, est loin d'être une contre indication au traitement des affections opiniâtres qui doivent recourir à l'efficacité de l'acide carbonique.

Des tuyaux conducteurs pouvant distribuer à peu de frais le gaz carbonique dans une partie de l'hôtel, les malades pourront, en toute saison, et sans sortir de leurs appartements, poursuivre le traitement de leurs affections.

Troisième question.

Quels sont les travaux restant à faire pour utiliser convenablement et compléter ceux exécutés jusqu'à ce jour, en tenant compte des faibles ressources dont dispose la société ?

Nous n'avons pas la prétention de présenter un devis complet des travaux à exécuter et des appareils à acquérir ou à faire confectionner, pour donner à votre établissement l'extension industrielle dont nous venons de tracer le programme. Nous nous bornerons à les mentionner sommairement et à en indiquer approximativement le prix, dans le but de permettre à votre commission d'apprécier si les ressources dont elle dispose peuvent en assurer la réalisation.

Nous serions même d'avis qu'aucun travail ne fût commencé, ni aucun devis de détail dressé, avant de s'être rendu compte, dans un établissement analogue ou une fabrique de produits chimiques, des procédés les plus économiques à employer, soit pour la condensation du gaz, soit pour la fabrication de vos produits industriels. Vous pourrez alors marcher d'un pas assuré, sans avoir à redouter des tâtonnements et des mécomptes fâcheux, préjudiciables surtout à votre budget financier.

Le premier appareil à établir, nous dirons même la première dépense qu'il aurait fallu faire à Vergèze, est, sans contredit, un gazomètre condensateur, avec son complément de tuyautage et de cloches de captation, destinés à l'approvisionnement du gaz acide carbonique.

Avant d'entrer dans le détail de cette dépense, nous devons faire connaître que nous avons cru utile de nous entourer de l'avis d'un homme éminemment expert en cette matière, M. le docteur Herpin (de Metz), qui s'est appliqué depuis longtemps à vulgariser l'emploi de l'acide carbonique en médecine et à inventer divers appareils relatifs à son application.

M. Herpin, à qui nous avons demandé quelques renseignements sur la valeur du métal présentant les meilleures conditions d'achat et de solidité pour l'établissement d'un gazomètre, ainsi que sur le prix auquel peut monter son devis, nous a répondu que la tôle étamée, ou enduite d'une couche de peinture ou de goudron, est tout ce qui convient le mieux.

Quant aux prix, ils ne doivent pas différer, nous dit-il, de ceux d'appareils analogues usités pour le gaz d'éclairage.

La tôle goudronnée nous paraît donc devoir mériter notre choix.

Les grandes maisons de Nimes peuvent nous donner la tôle fabriquée à raison de 80 fr. les 100 kilos,

Soit pour la confection d'un gazomètre à cloche, de 60 mètres cubes de capacité, une dépense approximative — *maçonnerie et pose comprise* .... 7.000 fr.

Le tuyautage peut, comme celui du gaz d'éclairage, être établi en fer creux ou en étain, et s'obtient à raison de 7 fr. le mètre courant.

Nous estimons que la faible distance qui devra exister entre les cabines et le gazomètre, et entre ce dernier et les cloches de captation, n'élèvera pas nos besoins au-delà de 50 mètres de tuyaux, ce qui, avec les robinets et les autres ustensiles accessoires, pourrait former un chiffre de............................... 400

Quant à la dépense pour l'installation du matériel nécessaire à la fabrication du bicarbo-

A reporter............... 7.400

Report................ 7.400

nate de soude, de la céruse, de la limonade
gazeuse, nous n'en connaissons pas exactement
le détail, mais elle nous paraît pouvoir être cou-
verte par le chiffre de................... 1.000

Les cabines sont aujourd'hui établies ; quatre
d'entre elles devront être disposées et aména-
gées pour servir au traitement des maladies par
l'acide carbonique ;

Cet aménagement ne saurait produire qu'une
dépense insignifiante, que nous estimons à   200

Reste enfin la construction d'un vaste hangar
de 20 mètres de long sur 8 mètres de large,
indispensable pour la manutention et l'emmaga-
sinage des produits fabriqués, et que le devis de
M. l'architecte évalue à................... 5.000

Total approximatif de la dépense...... 13.600

Là doivent, pour le moment, se borner vos travaux,
attendant des jours plus prospères, qui ne sauraient tarder,
pour entreprendre d'autres ouvrages, d'un intérêt très-élevé
sans doute, mais un peu moins indispensables, que justifie-
ront mieux encore les résultats obtenus, et bien se per-
suader que, dans une entreprise de ce genre, le succès dé-
pend autant d'une bonne gestion financière, et surtout d'une
sévère distribution des dépenses, que des bénéfices réalisés
par l'écoulement des produits.

J'ignore, Messieurs, ce qu'il adviendra du nouveau mode
d'exploitation que je viens d'avoir l'honneur de vous propo-
ser, mais je reste convaincu qu'à son adoption ou à son
rejet se trouve lié le succès ou la ruine de votre entreprise.

Dr J. MIAULET.

Nimes, typ. Clavel-Ballivet, rue Pradier, 12.

www.ingramcontent.com/pod-product-compliance
Lightning Source LLC
LaVergne TN
LVHW010815180726
843502LV00009B/3352